NOTE

SUR L'UTILITÉ

DES VERRES GRADUÉS

POUR BOIRE

LES EAUX DE VICHY

A LA SOURCE

PAR

Le Dr CASIMIR DAUMAS

MÉDECIN-CONSULTANT AUX EAUX DE VICHY
CHEVALIER DE LA LÉGION D'HONNEUR
OFFICIER DE L'ORDRE DU NICHAN TUNISIEN, ETC.

Les Eaux de Vichy, pour être salutaires,
doivent être employées à petites doses.

(Axiome 24.)

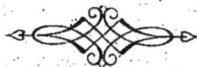

PARIS — AVRIL 1864

NOTE

SUR L'UTILITÉ

DES VERRES GRADUÉS

POUR BOIRE

LES EAUX DE VICHY

A LA SOURCE

NOTE

SUR L'UTILITÉ

DES VERRES GRADUÉS

POUR BOIRE

LES EAUX DE VICHY

A LA SOURCE

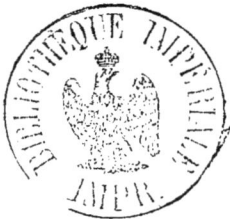

Les Eaux de Vichy, pour être salutaires, doivent être employées à petites doses.
(Axiome 24.)

J'achève, par cette courte notice sur l'introduction et l'utilité des *Verres gradués*, l'œuvre que j'ai commencée à Vichy, il y a quatre ans :

Lutter pour conserver à la médecine thermale le caractère sérieux et scientifique qui lui est propre, et repousser la théorie morbide des acides et la prétendue action dissolvante et fluidifiante des eaux de Vichy ;

Combattre, dans l'administration des eaux, la déplorable méthode de la *saturation* et le dangereux système des hautes doses ;

1864

Préconiser, au contraire, le système des petites doses, en m'appuyant de la chimie, de la physiologie et du sens commun, et le faire triompher avec les premières règles et les notions les plus élémentaires de la thérapeutique ;

Ramener enfin à une détermination exacte et nette le vague et l'indéfini qu'emporte avec lui ce mot de *doses*, grandes ou petites, et remplacer, dans les prescriptions médicales, le verre trop élastique et trop incertain, par une mesure de poids et de capacité précise, invariable et scientifique, le *gramme*.

En réalité, la tâche que je me suis donné de remplir se résume dans ce dernier terme : la détermination exacte de la quantité d'eau prescrite et ingérée. Là est son importance et sa valeur scientifique, et l'usage des *Verres gradués* en sera le couronnement pratique. Et cette tâche, si modeste qu'elle soit, j'éprouve un sentiment de joie à la constater, parce que du commencement à la fin, je l'ai accomplie dans la limite exclusive de deux sentiments dont je m'honore : l'intérêt de la science et l'intérêt des malades.

L'introduction aux sources de Vichy des *Verres gradués et mesurés* au gramme, est une innovation qui, je l'espère, ne me sera contestée par personne. A cet endroit, je l'avoue, j'éprouve une grande facilité de scrupules et une honnête susceptibilité, et je ne voudrais pas être accusé de tondre le bien d'autrui, même de la pensée, moins encore assurément de la largeur de la langue ! Aussi, lorsqu'un de nos confrères essayait l'année dernière, de m'enlever la priorité actuelle du système des petites doses et de la détermination des quan·tités d'eau en grammes, et cela, parce qu'il savait, par la bro·chure même où nous avions attaqué la théorie des acides et la méthode de la saturation, — qui sont sa théorie et sa méthode, — que Claude Fouet, en 1686 ! avait recommandé de boire les eaux de Vichy avec modération ; en vérité, ce n'était pas de bonne guerre, et moins encore de bonne justice. — Ne l'avions-nous pas dit nous-même ? et voici dans quels termes :

« Il (Claude Fouet) se gardait bien de tirer de sa doctrine
» la funeste conséquence de ces libations outre mesure qu'on
» a préconisées de nos jours et de la saturation des malades
» par l'eau de Vichy (1).—Pour réussir infailliblement, dit-il,
» il faut boire peu par jour, par ce moyen les malades se
» trouvent toujours soulagés et jamais incommodés ; ils ont
» le bien des eaux et n'en ont pas les incommodités. »

La vérité vraie est que Claude Fouet a, le premier, imaginé que l'*acide* était, à la fois, et le *Fils aîné du Soleil* et la cause unique de toutes nos maladies ! Telle est sa théorie. Vous la lui avez prise, sans le savoir ou sans le nommer ; vous, c'est-à-dire tous les adeptes, tous les successeurs et partisans de M. Petit. — Claude Fouet recommandait ensuite de boire peu par jour à Vichy. C'était sa pratique, que vous avez dé-

1. Lettre critique sur la prétendue action dissolvante et fluidifiante des eaux de Vichy, pag. 13.

daignée. Je la lui ai prise, en le sachant et en le nommant, et j'ai repoussé sa théorie. Entre nous, voilà la différence. Je la note, et là–dessus, nous pouvons argumenter.

Et lorsqu'un autre de nos confrères, plus hardi, mais non moins partisan des doctrines de M. Petit, après avoir soutenu que les eaux de Vichy dissolvent les calculs biliaires ; — je dis bien les calculs biliaires ! une triple hérésie chimique, physiologique et pathologique — lorsque, dis-je, cet autre confrère improvisait tout à coup, l'année dernière, les petites doses et les donnait comme une inspiration à lui propre, ici encore ce n'était pas de bonne guerre et c'était un manque absolu de logique. — Reprenons quelques dates.

C'est en 1860, qu'après une rude expérience personnelle et de nombreuses observations sérieusement, recueillies dans le service que j'avais dirigé, un an avant, à l'hôpital thermal militaire de Vichy ; en 1860, je commençai à attaquer, dans l'administration des eaux, le système de la saturation, alors seul en honneur, et je posai en principe et sous forme d'axiome : *que les eaux de Vichy, pour être salutaires, doivent être employées à petites doses.* — C'est l'axiome 24 (1), qui depuis m'a servi d'épigraphe pour toutes mes autres publications.

En 1862, dans une *notice scientifique et médicale*, destinée à devenir populaire (2), je voulus donner aux doses une pré-

1. Les eaux de Vichy, 1re et 2e édition.
2. Album Vichy Sévigné Vichy Napoléon.

cision et une valeur thérapeutique qu'elles n'avaient pas, et j'indiquai la quantité *maximum* de 700 à 800 grammes d'eau par jour, que le malade pouvait prendre avec profit.

Notre honorable confrère, de son côté, écrivait dans cette même année 1862, les lignes suivantes, qui témoignent au moins d'une grande conviction. « Je crois avoir *démontré clini-* » *quement* la justesse de l'opinion théorique exprimée par cet » habile observateur (M. Petit) sur la possibilité de la disso- » lution, ou tout au moins de la désagrégation des concré- » tions biliaires. » — A ceci, je réponds en passant, qu'un pareil tour de force CLINIQUE, en exige logiquement un autre, celui de prescrire aux malades de dessécher journellement la *grande grille* ou le *puits carré;* je fais observer que les concrétions biliaires sont presque toujours formées par la cholestérine, un corps gras, qui peut se dissoudre assurément dans l'éther ou le chloroforme, mais que *les alcalis n'attaquent pas;* je ne crois pas qu'il soit utile d'ajouter que les eaux de Vichy sont alcalines, mais ne contiennent pas un atome d'éther ni de chloroforme, et je poursuis.

— En 1863, soutenu par une expérience plus grande et une conviction de mieux en mieux assise, je fis paraître contre la *prétendue action dissolvante et fluidifiante des eaux de Vichy,* et contre la saturation, une *Lettre critique,* qui résumait pour moi six années d'observations et trois ans de luttes. Je publiai aussi la deuxième édition de mon livre, sur *Les Eaux minérales de Vichy;* et, dans ces deux publications, toujours inspiré par l'axiome 24, je l'avais mis à presque toutes les pages, au commencement, au milieu et à la fin, sur la couverture même, là où Montaigne écrivait : *Cecy est un livre de bonne foy.* — La bonne foi ! noble vertu, compagne de la force et qui, en médecine, pourrait presque tenir lieu de savoir.

Or c'est en 1863 que notre même confrère, oubliant la *justesse des théories* de M. Petit et la dissolution des concrétions biliaires, CLINIQUEMENT démontrée, nous fit la bonne surprise de s'écrier : « Trop longtemps on a abusé, *à mon » avis*, de cette eau minérale si riche en soude !....

Et puis encore celle-ci :

« Pour. la cure de Vichy il convient de se borner à de petites quantités d'eau minérale en boisson....

— Merci, mon cher confrère de cette conversion improvisée. J'en fais votre chute sur le chemin de Damas; mais, avec votre permission, je signe le plus près possible, afin que le public sache que ces paroles de M. le docteur Willemin sont du docteur

CASIMIR DAUMAS.

2 janvier 1864.

A MONSIEUR LE DIRECTEUR

DE L'ÉTABLISSEMENT THERMAL DE VICHY

—————

MONSIEUR LE DIRECTEUR,

Vous êtes à la tête du premier établissement thermal de France, avec des attributions administratives nombreuses et des droits étendus. Vous avez, au delà des obligations médicales restreintes que vous impose le décret de concession, la libre disposition de faire ou de ne pas faire. C'est là le signe de la toute-puissance, et les malades sont vos tributaires.

En ce qui vous concerne personnellement, il y aurait de l'ingratitude à s'en plaindre. Sous votre direction, l'établissement de Vichy est devenu l'établissement balnéaire le plus complet de l'Europe, et la médecine thermale vous doit un concours et des facilités qui aident puissamment à ses succès. Tout ce qui touche à l'aménagement des sources, à l'hygiène et à la surveillance des cabinets de bain, à l'activité et à la régularité du service, au bien-être des malades et aux exigences variées du traitement thermal est l'objet de votre constante et intelligente sollicitude. Vous avez l'esprit facile aux conseils éclairés, la main prompte aux réformes utiles.....

Pour tous ces motifs, je me crois autorisé à signaler à votre attention l'usage des *Verres gradués* et mesurés au gramme, et à vous prier de leur donner une place au diverses buvettes de Vichy. Vous le pouvez, Monsieur le Directeur, et j'espère que vous le voudrez.

Je viens d'indiquer les raisons d'intérêt scientifique qui me font vivement désirer cette innovation. Il me reste à les appuyer de quelques développements. Mais, auparavant, je vous demande la permission d'ouvrir une parenthèse et d'accomplir un devoir.

A M. LE DOCTEUR ALQUIE

MÉDECIN, INSPECTEUR DES EAUX DE VICHY

———

MON CHER MAITRE ET TRÈS-HONORÉ CONFRÈRE.

Vous serez étonné, peut-être, que dans la présente ques‑
tion, je n'aie pas d'abord invoqué l'autorité de votre nom et
réclamé votre patronage. C'était mon devoir, je le sais, et
j'affirme aussi que c'était mon vif désir. C'était encore une
occasion naturelle de rendre un plus complet hommage à
cette longue carrière d'honneur, de dévouement et de travail,
dont vous nous donnez le noble exemple et que nous devons
au moins reconnaître par notre respect.

Mais, pourquoi lutter contre l'évidence des situations ? On
ne change pas la nature et les conséquences des choses en les
niant, et lorsqu'un acte de l'autorité amène un déplacement

de position immérité, est-il plus digne protestation, pour ceux qu'il frappe, que d'être les premiers à se soumettre et à l'avouer ? Je m'explique :

Le règlement de 1860, relatif aux établissements thermaux de France, a singulièrement réduit, il faut le reconnaître, l'importance thérapeutique des eaux minérales, au profit de leur gestion.

L'article 15 de ce règlement, en affranchissant nettement le malade de son médecin, a porté une rude atteinte à l'influence morale du corps médical et, par suite, du médecin-inspecteur qui en est le. chef. Jamais la médecine, partout honorée et respectée, n'avait subi un échec plus violent. C'est une signification de déchéance complète, un arrêt d'inutilité sans atténuation.

J'éprouve un certain plaisir à marquer ainsi le coup en phrases monotones et à mesurer la profondeur de la blessure. Aujourd'hui, que voit-on dans les stations thermales ? et, pour ne parler que de Vichy : des malades qui demandent de l'eau et qui en veulent à leurs risques et périls et pour leur argent ; une administration qui a tous les droits, excepté celui de leur en refuser ; vous, enfin, mon très-honoré Maître, dont heureusement le caractère élevé vous sauve personnellement d'une position impuissante. — De par le nouveau régime des établissements thermaux, l'action du médecin inspecteur se borne à la surveillance de quelques mesures administratives et à la saine régularité du service.

Aussi bien la thérapeutique n'est pas précisément une chose essentielle à Vichy. La majorité des malades a perdu l'habitude de s'y baigner, pour guérir. On s'y lave ou on s'y noie, au petit hasard et au petit bonheur. C'est de la liberté individuelle, sans doute, comme l'ont pensé et voulu les auteurs de la réforme de 1860; — mais si c'était la liberté du suicide!....

Déjà , en son temps, j'ai apprécié cette réforme et le fameux article 15, avec une entière indépendance et une franche conviction. Préoccupé alors du sort des malades, ainsi égarés par ceux même qui devraient les maintenir, j'avais prédit que Vichy allait devenir une école de mécomptes; mais ce que j'aurais pu ajouter, avec autant de justesse, c'est que la destitution qui atteignait la médecine, devait inévitablement rejaillir sur l'inspection et amener la suppression des médecins-inspecteurs.

La question, en effet, vous le savez, mon cher et honoré Maître, n'a pas tardé à se produire. Il y a plus d'un an, déjà, qu'elle a été posée, pour motifs d'inutilité, et qu'on la discute. Les petites feuilles *aquatiques* s'en sont emparées et ont barboté à vase que veux-tu ? pour mieux éclabousser l'inspection menacée. Ainsi va le progrès! et l'on entend parfois des hommes crier que le monde marche! — Henri IV institua le premier inspecteur , pour remédier à l'abus des eaux; aujourd'hui on veut supprimer l'inspection pour faire place à la *liberté!* — Ma conviction est que la terre tourne et que le monde en prend le vertige.

On dit même qu'on a vu des membres de la famille, des médecins diplômés, plonger dans le remous et y tremper leur plume pour attaquer l'œuvre de Henri IV ; oubliant, sans doute, qu'en ses conditions restreintes, l'inspection médicale n'en reste pas moins une garantie de moralité pour l'administration qui la réclame, une garantie de sécurité pour le public, et pour nous un drapeau d'honneur, auquel, pour ma part, mon très-honoré Maître, je me rallie d'autant plus volontiers, que je respecte profondément la main qui le porte à Vichy.

Donc l'État, seul maître de nos sources, ayant concédé sa propriété et ses droits à une compagnie qui, en fait, est la première autorité de notre station thermale, qui administre l'établissement, gouverne les buvettes et dispense les eaux à toute une population de malades libres et proclamés tels, j'ai dû recourir à elle et à son directeur pour demander, même au nom de la science, la réforme si avantageuse des *Verres gradués.*

Maintenant, mon cher et honoré Maître, veuillez accepter, je vous prie, comme un témoignage particulier de déférence, les quelques lignes qui vont suivre. Avec vous je n'ai pas à insister sur l'utilité des verres gradués — elle est évidente et le mot énonce la chose ; — mais j'aurais peut-être à défendre le système des petites doses, cet enfant de mes convictions comme je le nomme, de mon éducation thérapeutique, de mes observations et de mes efforts. Je confesse, en effet, avec regret, que sans contester le principe sur lequel il s'appuie ni l'expérience qui le confirme, vous ne l'avez pas encore adopté sans réserves....

Quoi qu'il en soit, j'appelle votre attention sur un de ses résultats les meilleurs. Je veux parler de l'idée plus juste qu'on se fait actuellement des eaux de Vichy, et de la crainte de leur abus qui s'étend, se communique, se généralise et fait du système des petites doses le contre-poison à vrai dire du règlement de 1860.

Vous savez, mon cher Maître, que la doctrine de la saturation, toute d'entraînement, avait engendré, avec l'abus des eaux, la malheureuse croyance en leur parfaite innocuité. Or, dans de pareilles conditions, la liberté donnée à tous de boire et de se baigner sans autorisation, pouvait peut-être être acceptée, comme la juste condamnation de théories médicales erronées, mais à coup sûr elle menaçait de devenir un danger public. Il y avait donc là un coup à parer et toute une éducation à refaire. Il fallait détruire les préjugés, rectifier la confiance et les erreurs des malades, les avertir, leur faire connaître l'action énergique et puissante des eaux, les fâcheuses conséquences qu'entraîne toujours leur abus et très-souvent leur usage, quand cet usage n'est pas sagement ordonné. Ainsi la médecine, même méconnue, même condamnée, poursuivait sa noble mission et accomplissait son œuvre d'humanité.

Si vous voulez bien, mon très-honoré maître, m'accorder, en dehors de toute question théorique, que le *système des petites doses* a eu ce premier et utile résultat, vous aurez donné à mes études leur plus honorable récompense. J'attendrai ensuite avec plus de patience leur triomphe scientifique certain. — Le premier devoir qu'Hippocrate impose au médecin, ce n'est pas de guérir, c'est de ne pas nuire au malade : *Non nocet.*

Je reprends, monsieur le Directeur, ou, pour mieux dire, j'achève le court exposé de mes motifs en faveur des *Verres gradués*.

Il ne vous est pas difficile de deviner d'abord en quoi le verre gradué consiste. — C'est le verre ordinaire, un contenant, limité à une dose convenue et mesurant une capacité invariable.

Comme unité de base, c'est le gramme, unité réglementaire de poids et de mesures. Ce verre, divisé ensuite en deux, trois ou quatre parties, égales en capacité, pour former le demi, le tiers ou le quart de verre : voilà tout. Rien n'est plus simple; c'est l'invention de la brouette que les plus naïfs se font presque avantage de dédaigner.

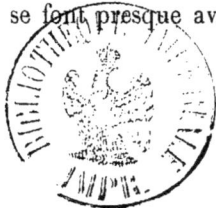

Mais si l'idée des *Verres gradués* est modeste, il n'en est pas de même de son application. En ceci, je vous signale une utilité de premier ordre. Il ne s'agit de rien moins que de donner à la médication thermale la clarté et le sens exact qui lui manquent et une valeur scientifique qu'elle est loin de posséder.

Dans une précédente publication, j'ai osé dire, en parlant de la médecine thermale, qu'elle n'avait ni principes déterminés, ni règles, ni méthode dans son application. La même franchise me fait dire ici qu'elle est aussi indéterminée, aussi confuse, aussi fortuite dans ses résultats. — Vous le voyez, monsieur le Directeur, l'illusion me fait défaut ; mais, vous-même, ne vous laissez pas tromper par les effets avantageux qui se produisent, ni par les cures merveilleuses dont vous entendez parler journellement à Vichy. On ne fait pas de la science avec des guérisons inattendues, on fait de la routine heureuse. — Question de thérapeutique, du reste, qu'il est facile de vous expliquer, vous donnant ensuite, avec les *Verres gradués*, un des moyens de la résoudre.

Partons de ce principe que, pour soigner et guérir un malade, il ne suffit pas de connaître et d'administrer le remède qui lui convient. — On ne comprend pas assez cette vérité dans le public et il est bon de la noter. — La thérapeutique est un art plus difficile et plus compliqué : elle embrasse des conditions plus nombreuses et, parmi elles, une très-importante, que je veux citer : la netteté et la précision. Il faut préciser, certes! et c'est le moindre des devoirs quand on tient la vie d'un homme au bout de sa plume, et préciser de telle façon que le malade ne puisse pas s'y tromper.

Or, monsieur le Directeur, ce qui fait la précision d'une ordonnance, c'est la dose : la dose sans laquelle il n'y a pas de clinique possible, pas d'observation valable; des faits seulement, heureux ou malheureux, mais sans lien qui les unisse, isolés, incomplets, nuls. Nuls pour la science assurément, qui ne peut s'appuyer sur eux pour formuler une donnée exacte, ni un point de direction et d'enseignement, et non plus, avec eux, vérifier ni confirmer cette première loi de la thérapeutique qui veut, que les effets des médicaments varient et changent complétement avec les doses employées. Ainsi, on ne parvient jamais à connaître exactement leur action réelle, et l'art si important de médicamenter, reste un art dangereux au premier chef : ainsi, le travail et l'expérience de nos devanciers est pour nous sans utilité ni profit; et le médecin, réduit à son propre savoir et à sa propre expérience, fait œuvre d'empirique, je le répète, non de savant, obtient des effets de hasard et non des résultats prévus et raisonnés, dans les essais qu'il tente.

Et ceci est vrai pour la thérapeutique thermale comme pour la thérapeutique générale. Vous savez aussi bien que moi, monsieur le Directeur, ce qui se passe à Vichy et de quelle façon chaque buveur y pratique l'usage des eaux et y expédie son traitement. C'est curieux, sinon amusant. Mais si vous aviez parcouru les traités d'hydrologie clinique et les monographies médicales où sont consignées et détaillées des milliers de cures thermales, vous pourriez juger combien, en revanche, de ce côté, c'est peu instructif.

— Nulle connaissance à tirer de ces observations, aucune règle fixe, aucun élément sérieux. Travail inutile assurément, et travail incomplet. Parce que toujours la précision et la méthode manquent dans l'administration des eaux; parce que jamais la dose du médicament ordonné et ingéré n'a été rigoureusement déterminée et que, par suite, on se trouve constamment placé en dehors du problème scientifique, qui est l'essence même de la thérapeutique : trouver le rapport exact qui unit le remède au malade et à la maladie.

Et voilà bien aussi pourquoi toute notre thérapeutique thermale se réduit à de simples et lointaines indications. On sait que dans telles maladies les eaux sont indiquées, et que, dans telles autres, elles sont proscrites. J'ai moi-même anatomiquement précisé et réduit en axiomes ces indications.

« Les eaux de Vichy ne doivent pas être employées dans les maladies qui affectent les organes situés *au-dessus* du diaphragme. — Elles sont, au contraire, indiquées dans les maladies dont le siége organique est placé *au-dessous* du diaphragme. (Axiomes 19 et 20.)

Il y a eu une voix dissidente, il est vrai, pour réclamer les maladies du cœur !.... Passons.

Or, dans ces cas même où les eaux sont ordonnées, on ne connaît vraiment bien qu'une chose : c'est qu'elles peuvent guérir ou ne pas guérir. Je vous laisse à dire, monsieur le Directeur, ce que vaut pour la science un pareil acquit. Mais vous-même, qui ne faites pas profession de savoir médical et qui n'avez que la permission d'être malade, ce dont Dieu vous garde! est-ce que cela pourrait vous rassurer et vous suffire en cas de besoin ?

Encore une fois, en dehors des autres conditions qu'exige un fait clinique bien recueilli, où est la dose prescrite, dans les cas où le traitement thermal a réussi? et, dans les cas où les eaux ont échoué, où est-elle? voilà la question.

On parle à verres, il est vrai, dans les livres et dans le public; mais le verre actuel, vous le savez, ne fixe rien, ne détermine rien, n'exprime rien, sauf que les malades s'en servent pour boire. Avant l'invention des verres, les premiers hommes puisaient à la source avec le creux de la main, et certes, chacun a sa main! c'est reconnu. Le verre n'est donc qu'un terme de relation et d'infinie confusion. Dans telles observations, il mesure, suivant le médecin qui les a consignées, 200 grammes; dans d'autres 250 ou 300 : quant aux buveurs, ils l'entendent de toutes les dimensions et de toutes les capacités. Affaire de fantaisie et affaire de sources. Petit verre, à la source de *Mesdames;* verre moyen, à *l'Hôpital;*

vrai verre à la *Grande-Grille*; puis, aux *Célestins,* c'est la chope et la grande coupe des Burgraves! Et chacun en use, et remplit et vide le sien, plus ou moins, depuis cinq jusqu'à vingt et trente fois par jour.

Oh! je ne veux accuser personne, monsieur le Directeur, mais je connais l'objection. — A quoi bon, je vous prie, regarder de si près à la quantité d'eau prescrite, lorsqu'il ne s'agit que de boire et de se saturer pour guérir? Et l'on s'appuie sur ce point de l'opinion de M. Petit, qui, dans le but sans doute de pousser à la consommation, cite le fait d'un de ses malades, lequel dans un violent accès de goutte, aurait pris 83 verres d'eau de Vichy, dans la journée, et *s'en serait bien trouvé!* — A cela, je réponds, en offrant du poison à tout le monde, et j'ajoute que Mithridate en usait avec agrément!

Il est inutile, monsieur le Directeur, de revenir sur les mécomptes et les insuccès qu'amènent de pareils écarts; mais il faudrait, pourtant, affranchir enfin le thérapeutique de ces théories funestes, qui sont la négation de toute idée scientifique, et qui vouent forcément la pratique de nos thermes à l'ignorance, au hasard, à l'impuissance ou au danger. Joignons à cela le discrédit qui s'attache à l'efficacité des eaux, et encore certains froissements légitimes que peut éveiller cette manière par trop légère de les ordonner.

Ceci, d'ailleurs, le public commence à le comprendre. Le malade a le tort bien naturel et très-juste de s'identifier avec son traitement, et, à ses yeux, tant vaut l'importance qu'on accorde à celui-ci, tant vaut le cas qu'on fait de sa maladie. Aujourd'hui surtout qu'il est libre, ce n'est pas pour entendre plaisanterie qu'il se décide à consulter un médecin, et il n'accepte pas du tout le sans gêne qu'on apporte à le diriger et à le surveiller dans sa médication. Il a raison, je le répète, et le moment est venu, je crois, où il faudra connaître et très-sérieusement administrer les eaux, sous peine d'être obligé de porter ailleurs l'exercice de son talent et de sa profession. C'est une révolution. Mais quelle surprise et quel désordre pour les adeptes de M. Petit et les partisans de sa doctrine !

Étant donc admise, monsieur le Directeur, la nécessité scientifique et pratique des doses en thérapeutique, vous n'hésiterez pas à adopter la réforme des *Verres gradués*. J'aurais certainement beaucoup à ajouter et à écrire pour appuyer sa grande utilité ; mais n'est-elle pas évidente ? et vous pourriez croire que je veux forcer votre bonne volonté, toujours prête à bien faire. — Doser, pour le médecin, c'est faire preuve de savoir et de gravité ; pour le public, doser, c'est marquer en chiffres connus.

Combien de malades ne voyons nous pas autour des fontaines, très-désireux de se rendre compte des quantités d'eau prescrites et de se conformer exactement aux conseils des médecins, très-embarrassés aussi d'y arriver, et qui, en définitive, y renoncent, faute de cette marque. Il y a là un

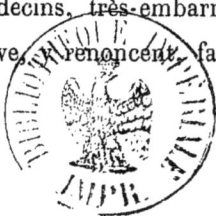

grand inconvénient qu'il importe de faire disparaître, et plus encore il importe de faire cesser la confusion et l'obscurité qui pèsent sur la médecine thermale.

La question ne doit plus être uniquement de prendre les eaux et de les ordonner. Il faut que le malade sache la quantité exacte qu'il en boit, — et il le désire; il faut aussi que le médecin connaisse les doses qu'il en prescrit, et il faut qu'il les dise. Alors seulement on pourra juger de leurs effets et il sera permis de recueillir des observations, de noter des faits, de les publier, et de raisonner avec précision sur l'action thérapeutique des eaux, et alors seulement aussi on pourra prétendre à une démonstration *clinique* quelconque.

Et qu'on ne dise pas que la précision dans l'administration des eaux est impossible, parce qu'il restera toujours à sou-mettre les buveurs aux exigences de la science et à les empê-cher de dépasser les prescriptions médicales. Non; parce que, disons-nous aussi, c'est la gravité du médecin qui fait celle des malades. Quand le médecin parle sérieusement, avec conviction et sincérité, le malade obéit et suit exactement ses conseils pourvu qu'il en trouve le moyen. Et vous, monsieur le Directeur, qui, avec les *Verres gradués*, donnerez ce moyen aux buveurs qui viennent demander la santé à nos thermes, vous aurez travaillé et contribué, plus efficacement que tous les livres cliniques, à édifier la thérapeutique thermale, et vous ferez ainsi œuvre de science et œuvre d'humanité.

Le *Verre gradué*, tel que je le comprends, contient 240 gr. d'eau minérale ; expression d'une mesure pharmaceutique, identique aux divisions premières du Codex et se rapprochant le plus de la dose ancienne de 8 onces. Elle a sur les autres fractions du système décimal, qu'il semblerait plus naturel et plus facile d'adopter, l'avantage de pouvoir se subdiviser en chiffres ronds et de ne prêter à nulle équivoque. C'est une concession heureuse de la jeune génération médicale à l'ancienne, qui réunit dans une entente commune tous les médecins, toutes les habitudes et tous les formulaires.

Ce verre, ainsi expliqué et compris, je le voudrais, monsieur le Directeur, suivant le modèle, divisé en trois ou en quatre parties d'égale capacité, pour graduer, d'une part, le 1/3 et les 2/3 de verre : 80 gr. et 160 gr.; et, d'autre part, le 1/4, le 1/2 et les 3/4 : 60 gr., 120 gr. et 180 gr. — Pour la commodité et les convenances des buveurs, je ferais fondre aussi un *demi-verre*, d'une capacité totale de 120 gr., avec une graduation de 60 gr., le quart de verre ou la moitié du demi-verre.

Cela ferait donc trois modèles, que je précise en les rapprochant :

Le *verre gradué*, divisé en trois parties : 80, 160, 240 gr.;

Le *verre gradué*, divisé en quatre parties : 60, 120, 180, 240 gr.;

Le *demi-verre gradué*, divisé en deux parties : 60, 120 gr.

Je ne trouve rien à ajouter, monsieur le Directeur, sur l'élégance, les enjolivements et les décors à donner à la forme de ces divers modèles. C'est une question de goût, qu'il est naturel de vous laisser et que vous êtes, mieux que personne, capable de résoudre victorieusement.

Veuillez donc, je vous prie, agréer, pour mon dernier mot, les remercîments sincères de celui qui a l'honneur d'être

Votre très-humble serviteur,

Dr Casimir DAUMAS.

Imprimerie L. Toinon et Cie, à Saint-Germain.

www.ingramcontent.com/pod-product-compliance
Lightning Source LLC
Chambersburg PA
CBHW060509200326
41520CB00017B/4969